BEI GRIN MACHT SICH IHR WISSEN BEZAHLT

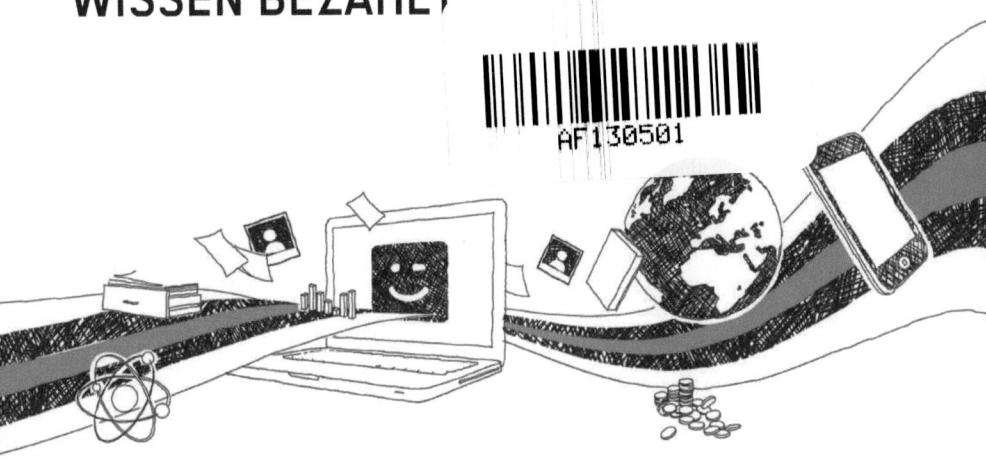

- Wir veröffentlichen Ihre Hausarbeit, Bachelor- und Masterarbeit

- Ihr eigenes eBook und Buch - weltweit in allen wichtigen Shops

- Verdienen Sie an jedem Verkauf

Jetzt bei www.GRIN.com hochladen
und kostenlos publizieren

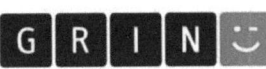

Nonverbale Kommunikation beim Essen

Andrea Schmid

GRIN

Bibliografische Information der Deutschen Nationalbibliothek:

Die Deutsche Nationalbibliothek verzeichnet diese Publikation in der Deutschen Nationalbibliografie; detaillierte bibliografische Daten sind im Internet über http://dnb.d-nb.de abrufbar.

ISBN: 9783389040751
Dieses Buch ist auch als E-Book erhältlich.

Druck und Bindung: Books on Demand GmbH, Norderstedt Germany
Gedruckt auf säurefreiem Papier aus verantwortungsvollen Quellen

Das vorliegende Werk wurde sorgfältig erarbeitet. Dennoch übernehmen Autoren und Verlag für die Richtigkeit von Angaben, Hinweisen, Links und Ratschlägen sowie eventuelle Druckfehler keine Haftung.

Das Buch bei GRIN: https://www.grin.com/document/1487004

Hausarbeit

SRH Fernhochschule

Modul: Angewandte Prävention III (Ernährung) / Alternative A

Studiengang: B. Sc. Psychologie

Verfasserin: Andrea Schmid

Datum der Abgabe: 13.05.2024

Inhaltsverzeichnis

Abbildungsverzeichnis

Inhaltsverzeichnis

Abbildungsverzeichnis

[Die Abbildungen 2 und 3 sind aus urheberrechtlichen Gründen nicht im Lieferumfang enthalten.]

1 Einleitung

„Der Mensch ist ein auf vielen Ebenen kommunizierendes Wesen,

das manchmal auch spricht."

(Ray L. Birdwhistell, US-amerikanischer Anthropologe nach

Mörixbauer, Gruber & Derndorfer, 2019, S. V.).

Essen und Trinken sind uns angeboren und beschäftigen uns von Geburt an. Die Nahrungsaufnahme soll uns einerseits Energie zuführen, die wir brauchen, um unseren Alltag bewältigen zu können; andererseits hat sie stark emotionale und soziale Aspekte (Munsch, 2011, S. 23) und ist Kommunikationsform „unterschiedlicher Kulturen und individueller Handlungen, die nicht delegiert werden können". (Heindl & Plinz-Wittdorf, 2012, S. 8).

In dieser Arbeit wird – unter Berücksichtigung des aktuellen Forschungsstandes – erläutert, wie „Essen und Trinken" als Nonverbales Kommunikationsmodell dienen. Zum Einstieg wird der Begriff „Kommunikation" erläutert, um anschließend kurz auf die verbale Kommunikation einzugehen. Der Fokus dieser Hausarbeit liegt auf der nonverbalen Kommunikation im Bereich „Essen und Trinken": die nonverbale Kommunikation wird definiert und erklärt. Eingegangen wird auf Haptik, Körpersprache, Proxemik und physikalische Charakteristika.

Anhand der konkreten Beispiele „Essen als nonverbale Kommunikation in den Medien und der Werbung", „Nonverbale Kommunikation beim „Essen außer Haus"" und der „Nonverbalen Kommunikation in der Ernährungsberatung" wird dargestellt, wie sich der Mensch die kommunikative Funktion des Essens zunutze machen kann.

Eine kritische Diskussion, das Fazit und ein Ausblick runden die Arbeit ab.

2 Begriffsbestimmung „Kommunikation"

Der Begriff „Kommunikation" bildet sich aus dem lateinischen Wort „communicatio" und bedeutet „Mitteilung" oder „Unterredung". Darunter können „ganz unterschiedliche Formen der Informationsübermittlung, wie Dialoge von Angesicht zu Angesicht, aber auch das Rezipieren von Werbeinhalten beispielsweise über Massenmedien" verstanden werden. (Röhner & Schütz, 2020, S. 2). Die Kommunikationspsychologie berücksichtigt Ansätze aus Soziologie, Pädagogik und Philosophie. Kommunikationsmodelle stellen Kommunikation als „sprachliche Interaktion" dar: „Enkodierung und Dekodierung, Intentionsorientierung, Perspektivenübernahme, Dialog". (Hoos-Leistner, 2020, S. 2-3). Beispielhaft werden hier drei Kommunikationsmodelle kurz erläutert.

Schulz von Thun betrachtet Kommunikation als einen „Austausch zwischen zwei Menschen auf vier Kommunikationsebenen" (Boeger & Lüdmann, 2022, S. 290). Vom Sender geht eine Botschaft aus, die vom Empfänger aufgenommen und auf individuelle Art und Weise interpretiert wird. (Boeger & Lüdmann, 2022, S. 290). Nach Schulz von Thun hat jede Äußerung vier simultane Botschaften: den Sachinhalt, die Selbstoffenbarung, die Beziehungsaussage und den Appell. Analog dazu gibt es auch „vier Ohren": das Sachohr, das Selbstoffenbarungsohr, das Beziehungsohr und das Appellohr. Treten in der Kommunikation Probleme auf, ist dies häufig darauf zurückzuführen, dass die Intention des Senders nicht der Wahrnehmung des Empfängers entspricht. (Boeger & Lüdmann, 2022, S. 290); Röhner & Schütz, 2020, S. 32-33).

Nach Carl Rogers humanistischem Kommunikationsmodell sind drei Basismerkmale wichtig, damit es Menschen gelingt, sich besser in die Situation ihres Gegenübers hineinzuversetzen und somit Kommunikation zu ermöglichen: Empathie, Echtheit und emotionale positive Wertschätzung. (Röhner & Schütz, 2020, S. 28-29; S. 36-37).

Bedeutung hat nach Watzlawick, zusätzlich zur Reaktion des Empfängers auf die Nachricht des Senders, auch die Reaktion des Senders auf die Reaktion des Empfängers. Watzlawick betont, dass es bei Kommunikation nicht ausschließlich um den Austausch sachlicher Informationen geht, (Röhner & Schütz, 2020, S. 38) „sondern dass Senden und Aufnehmen von Informationen interessengeleitet ist". (Röhner & Schütz, 2020, S. 39).

Im folgenden Kapitel wird kurz auf die verbale Kommunikation eingegangen, um dann die nonverbale Kommunikation ausführlich darzustellen.

3 Verbale Kommunikation

Verbale Kommunikation verläuft in abwechselnden Sequenzen. Mit Hilfe von Worten werden kognitive Aspekte vermittelt, um Sachverhalte darzustellen. (Pahr-Hosbach, 2022, S. 36). Mittel der verbalen Kommunikation sind das Zuhören, das Fragenstellen und das Erklären. Das Zuhören ist der am meist genutzte Kommunikationsbestandteil und hat Funktionen wie die kritische Bewertung des Gesagten, Fokussierung auf die Botschaft des Gegenübers, Bekunden des Interesses und der Aufmerksamkeit. (Röhner & Schütz, 2020, S. 119). Fragen können Konversationen initiieren, aufrechterhalten und leiten. Mit Fragen können Informationen gewonnen oder vermittelt werden; Fragen können das Interesse zu einem Thema wecken oder signalisieren; Fragen können das Gegenüber ermutigen oder beeinflussen. (Röhner & Schütz, 2020, S. 123). Erklärungen vermitteln dem Gegenüber Informationen, reduzieren Komplexität, fördern ein gemeinsames Verständnis, erklären Techniken und Vorgehensweisen und sichern den Lernerfolg ab. (Röhner & Schütz, 2020, S. 130-131).

4 Nonverbale Kommunikation

Nonverbale Kommunikation wird definiert als „nichtsprachliche Kommunikation", (Hoos-Leistner, 2020, S. 64) ohne das gesprochene Wort oder Grammatik. (Hoos-Leistner, 2020, S. 64). Die nonverbale Kommunikation ist die „ältere" Kommunikationsform (Willemse & Ameln, 2018, S. 97-98) und nimmt mit geschätzten 85 Prozent den Hauptteil der Kommunikation ein. (Hoos-Leistner, 2020, S. 64; Willemse & Ameln, 2018, S. 97).

Der Fokus der nonverbalen Kommunikation liegt nicht, wie bei der verbalen Kommunikation, auf dem WAS wir sagen, sondern auf dem WIE wir es sagen: Tonfall, Gesichtsausdruck, Körperhaltung oder Schweigen (Boeger & Lüdmann, 2022, S. 289; Röhner & Schütz, 2020, S. 89-90; Willemse & Ameln, 2018, S. 67) „geben dem Gesagten eine Färbung und Hinweise darauf, wie das Gesagte interpretiert und verstanden werden soll". (Lückerath & Müller, 2014, S. 81). Ob der Mensch handelt oder nicht handelt, ob er spricht oder schweigt – alles hat einen Mitteilungscharakter und beeinflusst andere. Es ist nicht möglich nicht zu kommunizieren. (Watzlawick, Beavin & Jackson, 2017, S. 59).

Während verbale Kommunikation den Empfänger vorwiegend kognitiv anspricht, um komplexe Sachverhalte zu vermitteln, gibt nonverbale Kommunikation Aufschluss über emotionale Belange und (Hoos-Leistner, 2020, S. 64; Röhner & Schütz, 2020, S. 89-90) „zielt darauf ab, Eindruck von sich zu erzeugen". (Lückerath & Müller, 2014, S. 81).

Die nonverbale Kommunikation hat folgende Funktionen: Ausdruck von Gefühlen; Mitteilung von Einstellungen zu anderen; Mitteilung über die eigene Persönlichkeit; Unterstützung; Gemeinschaftsbindung; kontextbedingte Normen; Einflussnahme auf den Interaktionspartner; Klärung und Anpassung der verbalen Kommunikation. (Hoos-Leistner, 2020, S. 66).

Stimmen verbale und nonverbale Informationen nicht überein und kommt es zu Störungen der Kommunikation, (Boeger & Lüdmann, 2022, S. 289) wird der nonverbalen Botschaft immer mehr Glauben geschenkt. (Röhner & Schütz, 2020, S. 91). Das Urteil wird „umso stärker durch die nonverbale Botschaft beeinflusst", „je höher die emotionale Intelligenz einer Person ist". (Röhner & Schütz, 2020, S. 92).

Während verbale Kommunikation Sprachsymbole mit eindeutiger Bedeutung verwendet, mangelt es der nonverbalen Kommunikation an Genauigkeit und Eindeutigkeit. Nonverbale Kommunikation ist jedoch reich an Bedeutungen und Gefühlen. (Willemse & Ameln, 2018, S. 96). Abhängig ist die nonverbale Kommunikation von Geschlecht, Situation, Kultur, innerer Einstellung und Gefühlslage. (Hoos-Leistner, 2020, S. 66; Röhner & Schütz, 2020, S. 94; Willemse & Ameln, 2018, S. 97).

Zur nonverbalen Kommunikation zählen Sprachmoduli wie Tonfall (z. B. sachlich, beleidigt) und Art der Formulierung (z. B. ironisch, kritisch), Kontext, haptische Signale, Körpersprache mit Gesten, Kopfbewegungen, Körperhaltung, Augen- und Blickkontakt und Gesichtsausdruck, Proxemik, physikalische Charakteristika. (Hoos-Leistner, 2020, S. 64; Lückerath & Müller, 2014, S. 81-82; Röhner & Schütz, 2020, S. 89; Pahr-Hosbach 2022, S. 41).

Haptische Signale sind Berührungen, die im Kommunikationsverlauf gezielt eingesetzt werden, doch dabei immer „innerhalb des normativ vorgegebenen Bereichs liegen". (Röhner & Schütz, 2020, S. 95). Berührungen sind stark regelgebunden (z. B. Vorgesetzter – Mitarbeitender), kulturell unterschiedlich (z. B. Mann – Frau) und abhängig vom Kontext (z. B. Begegnung am Arbeitsplatz vs. Privat). (Röhner & Schütz, 2020, S. 97-97).

Zur Körpersprache zählen Gesten, Kopfbewegungen, Körperhaltung, Gesichtsausdruck, Augen- und Blickkontakt. (Röhner & Schütz, 2020, S. 98-108). Gesten sind Bewegungen der Gliedmaßen, vor allem der Hände und Arme. (Röhner & Schütz, 2020, S. 98). Sie finden Einsatz, um Objekte darzustellen (Darstellungsfunktion), um Verhalten zu regulieren (z. B. Appellfunktion) und um „Aussagen über den Zustand der sendenden

Person zu übermitteln" (Ausdrucksfunktion). Gesten sind in ihrer Funktion mit der gesprochenen Sprache vergleichbar (vgl. Gebärdensprache), variieren aber kulturell und über die Zeit. (Röhner & Schütz, 2020, S. 100-102). Durch verbale Kommunikation können Gefühle wie beispielsweise Sympathie oder Antipathie nur unzureichend ausgedrücken werden: als Ausdrucksmittel braucht es Körpersprache in Form von z. B. Mimik und Gestik. (Diedrichsen, 1990, S. 47). Kopfbewegungen sind eine Spezifizierung von Gesten. Sie können beispielsweise durch ein Nicken den Sprecherwechsel ankündigen. (Röhner & Schütz, 2020, S. 103). Körperhaltung kann viele unterschiedliche Ursachen haben. Deshalb ist der Rückschluss von Körperhaltung auf die Persönlichkeit eines Menschen, seine Emotionen und seinen Status nur bedingt möglich und kaum experimentell erforscht. (Röhner & Schütz, 2020, S. 104-105). Augenkontakt (einseitiges Anschauen) und Blickkontakt (wechselseitiger Augenkontakt) können Bestandteil von verbaler Kommunikation sein, aber auch nonverbal stattfinden. Augen- und Blickkontakt „übermitteln Absichten, regulieren die zwischenmenschliche Interaktion und können Gefühle ausdrücken". Dies unterstützt die Interaktion mit anderen Menschen. (Röhner & Schütz, 2020, S. 105). Den Gesichtsausdruck eines Menschen zu deuten spielt eine große Rolle bei sozialen Interaktionen, da viele Informationen, v. a. Emotionen abgelesen werden können. Bereits kleinste Veränderungen des Gesichtsausdrucks haben Einfluss auf die zu übertragende Botschaft. Der Gesichtsausdruck ist ausschlaggebend, wie eine Person von anderen Menschen wahrgenommen wird. Mitunter beeinflusst der Gesichtsausdruck das Befinden der Person selbst. (Röhner & Schütz, 2020, S. 105). Emotionen, wie Traurigkeit, Angst, Überraschung und Ekel, sind beim Menschen in der Mimik erkennbar. Das Erkennen der Emotionen in der Mimik ist für die Beratung in Krankheits- und Gesundheitsfragen unerlässlich. (Hoos-Leistner, 2020, S. 64). Abb. 1 zeigt unterschiedliche Formen der Körpersprache und ihre mögliche Bedeutung in der nonverbalen Kommunikation auf.

Gesten	Kopfbewegung	Körperhaltung	Blickkontakt	Gesichtsausdruck
Bewegungen der Extremitäten – insbesondere der Hände und Arme	Bewegungen des Kopfes	angespannt/ entspannt	dem Gegenüber in die Augen schauen	Bewegung von Gesichtsmuskeln
Embleme: Ersetzen die Sprache, z. B. Applaus statt ausgesprochenem Lob; Illustratoren: Ergänzen die Sprache, z. B. auf den Tisch schlagen als Zeichen von Wut. Gestenfamilie, z. B. Gesten der offenen Hand.	Nonverbale Signale durch Kopfbewegung, z. B. Nicken als Zeichen für das Gegenüber, jetzt reden zu dürfen.	Arme verschränkt, Hände in den Taschen, aufrecht oder geneigtes Stehen → oft ein Zeichen des Status. Schwer zu interpretieren, da neben psychischen Aspekten auch persönliche Aspekte bedeutend sein können, z. B. gerade Körperhaltung bei Ballerina oder Bodenschützen oder gebückte Haltung wg. Rückenschmerzen.	Zeichen der Zuneigung oder Konfrontation, Ausdruck von Gefühlen, Blickdauer kann entscheidend sein, <1 Sek. wird als zu kurz empfunden (Desinteresse); >9 Sek. wird zu lang empfunden (bedrohlich, aufdringlich). Relevant für Interaktionen → symbolisiert Aufmerksamkeit.	Kann Stimmungen ausdrücken, z. B. Trauer, Angst, Freude, zeigen. Kann Vertrauen, Sympathie oder auch Ablehnung beim Gegenüber erwecken. Beeinflusst auch die eigene Gemütslage.

Abb. 1: Formen der Körpersprache. (Pahr-Hosbach, 2022, S. 42 nach Röhner & Schütz, 2020, S. 89-118).

Proxemik definiert die „Aspekte der Territorialität, des persönlichen Raumes und der interpersonellen Distanz sowie Fragen der Ausrichtung und Sitzanordnung". (Röhner & Schütz, 2020, S. 109). Es werden vier Kategorien der Face-to-Face-Interaktion unterschieden: Intime Distanz von 15-45 cm; gesellig-persönliche Distanz von 45-120 cm; soziale Distanz von 120-370 cm und die öffentliche Distanz von 370 cm bis Sehweite. Auf welcher Distanz Menschen kommunizieren hängt von unterschiedlichen, z. T. kulturellen Faktoren ab. (Röhner & Schütz, 2020, S. 108-110).

Physikalische Charakteristika wie Ethnie, Geschlecht, Alter, Gesundheitszustand, Kleidung, Körpergröße und Körperform lassen Eindrücke über Personen entstehen. So werden beispielsweise attraktive Menschen als freundlicher, intelligenter und kompetenter eingeschätzt. (Hoos-Leistner, 2020, S. 64; Röhner & Schütz, 2020, S. 110-111).

Menschen können verbal und nonverbal kommunizieren, um sich dem Gegenüber mitzuteilen. Die Kommunikation ist von vielen Regeln, Schemata und Konventionen geprägt, die im Laufe des Lebens erlernt wurden. (Plinz, 2017, S. 94). Für Plinz (2017) lässt sich dies auf das Essen übertragen (S. 94): Werden Menschen nach Lebenssituationen in Verbindung mit Essen und Trinken befragt, zeigt sich, dass Lebensmittel zu Mitteln der Kommunikation werden und sich wiederkehrende Essmuster ausbilden, die sich mit der Entstehung von Sprachmustern vergleichen lassen. (Heindl, & Plinz-Wittdorf, 2012, S. 9). Verbale Ausdrucksformen beim „Essen" können schriftliche und mündliche Äußerungen sein: Speisekarten, Internetblogs, Rezepte, wissenschaftliche Literatur, Romane, Tischreden, Aussagen über Vorlieben und Abneigungen. Nonverbale Kommunikationsformen sind Riten, Gesten, Körperreaktionen oder Verhalten bei Tisch. (Meyer, 2021, S. 56-57).

4.1 Essen als nonverbale Kommunikation

„Essen ist reden mit anderen Mitteln". (Plinz, 2018, Deckblatt).

Verschiedene Disziplinen wie Kulturwissenschaften, Soziologie oder Psychologie zeigen großes Interesse an den Bereichen Ernährungsverhalten, Essverhalten, Mahlzeiten und Ernährungsversorgung. Doch zeigen Studien, dass Essmuster als Mittel der Kommunikation nur wenig erforscht sind. Der Schwerpunk der Forschung liegt auf physiologischen Aspekten der Ernährung wie beispielsweise Nährstoffbedarf oder ökonomischen Fragen. Kommunikationsforschung findet auf der Metaebene und nicht auf der Mikroebene des Individuums statt. (Plinz, 2017, S. 91-93).

Essen und Trinken sind eine Selbstverständlichkeit. (Klotter, 2016, S. 1). Die Nahrungsaufnahme ist für den Menschen (neben der Atmung) eine unverzichtbare biologische Notwendigkeit, die automatisch abläuft und nicht delegierbar ist. (Meyer, 2021, S. 48; Schüßler, 2010, S. 679; Heindl, & Plinz-Wittdorf, 2012, S. 8).

Im Gegensatz zum Tier kann der Mensch selbst bestimmen, was er isst und trinkt. (Schüßler, 2010, S. 679). Motive für die Lebensmittelwahl sind beispielsweise Hungergefühl, Geschmacksanspruch, Verfügbarkeit von Nahrungsmitteln, geschlechtsspezifische Unterschiede, kulturelle und soziale Einflüsse, Emotionen, Gewohnheiten, Statusbedingung, klimatische Gegebenheiten, ethische Faktoren, Abneigungen und Vorlieben, Gesundheitsüberlegungen, Schönheitsansprüche, Verträglichkeit, Neugier oder Krankheitserfordernisse. (Brunner, 2011, S. 203-206; Diedrichsen, 1990, S. 1-2; Meyer, 2021, S. 48; Pudel & Westenhöfer, 2003, S. 19; Schüßler, 2010, S. 679).

Essen ist seit Beginn der Menschheitsgeschichte mit „Gemeinschaft und Entwicklung von Kultur verbunden." (Meyer, 2021, S. 49). Bereits aus der Antike stammen grundlegende Schriften zur Auseinandersetzung mit Essen als soziales Phänomen und der richtigen Lebensführung. (Meyer, 2021, S. 49). Religionen beschäftigen sich seit Jahrtausenden mit Ernährung und legen Vorschriften zu Nahrungskonsum, Schlachtung von Tieren, Essensregeln, Riten, Gebote und Verbote fest. (Meyer, 2021, S. 49). Selbstgewählte Ernährungsregeln lösten religiöse Bekenntnisse in den Industriegesellschaften nach und nach ab. Ernährung und Essen sind durch Themen wie Massentierhaltung, Umweltzerstörung, Töten von Tieren und Tiertransportwege oft stark weltanschaulich und politisch aufgeladen. (Meyer, 2021, S. 50). Die enge Beziehung und Beeinflussung von Individuum und Gesellschaft bezüglich der Nahrungsaufnahme zeigen Wendungen aus dem Volksmund wie beispielsweise „das schmeckt mir nicht" oder „Liebe geht durch den Magen". (Meyer, 2021, S. 51).

Kinder übernehmen im Laufe der Sozialisation und Erziehung die Esskultur ihrer Gesellschaft mit bestimmten Einstellungen, Wertehaltungen, Vorurteilen, Ess- und Trinkgewohnheiten. (Diedrichsen, 1990, S. 26). Essen ist oft „materieller Träger von gemeinsamen Erinnerungen, Erfahrungen, Erlebnissen und Bedeutungen" der Generationen. (Brombach, Haefeli, Bartsch & Winkler, 2014, S. 12). Wachsen Kinder unter förderlichen Bedingungen auf, dienen die Eltern, Großeltern etc. als Vorbild. Ist der sozioökonomische Status der Eltern hoch und bekommen sie ausreichend emotionale Zuwendung, entwickeln sie sich in ihrem Essverhalten zu gesunden Menschen.

(Brombach, 2011, S. 318; Brombach, Haefeli, Bartsch & Winkler, 2014, S. 12; Ellrott, 2009, S. 79-81; Gätjen, 2013, S. 89; Plinz, 2017, S. 92; Schüßler, 2010, S. 681).

Die Lust am Essen ist genetisch festgelegt und wird evolutionsbedingt belohnt. Über die individuelle Ernährungsform entscheidet meist der überlieferte und relativ stabile kollektive Ess- und Trinkstil - die Esskultur. Sie entscheidet, was und wie gegessen und getrunken wird und hat Einfluss auf die Zugehörigkeit bzw. den Ausschluss aus der Gesellschaft. (Diedrichsen, 1990, S. 26; Klotter, 2016, S. 1; Meyer, 2021, S. 48; Pudel, 2003, S. 137-138; Rückert-John, John & Niessen, 2011, S. 43).

Esskultur ist ein soziales Konstrukt basierend auf Werteorientierungen und Zielsetzungen und ist bei vielen Menschen mit unterschiedlichen Vorstellungen wie beispielsweise Benimmregeln bei Tisch oder Familienrituale verbunden. (Plinz, 2017, S. 92). Jede Kultur hat unterschiedliche (Ess-)-Rituale zu biographischen Lebensereignissen wie Taufe, Kommunion/Konfirmation, Hochzeit, Geburtstage, Arbeitsempfänge, Dienstjubiläen oder Leichenschmaus. (Brombach, 2011, S. 319-320; Willemse & Ameln, 2018, S. 100-101). Zusätzlich kann jeder Mensch Rituale individuell gestalten, wie beispielsweise die Kaffeepause. (Willemse & Ameln, 2018, S. 100-101).

Rezepte, Speisen, Küchen- und Essrituale, Koch-, Ess- und Tischordnungen sagen viel über eine Kultur oder über ein Land aus. Es zeigt sich das Einende und das Trennende bei Mahlzeiten als Kommunikationsanlass. (Heindl, 2013; ohne Seitenangabe). Eine Mahlzeit im Rahmen einer (familiären) Tischgemeinschaft kann nach Wilk (2011) ein „verbindliches und verbindendes Ritual" sein, „bei der selbst zubereitete Speisen in der physiologisch günstigen Langsamkeit zur Stärkung sozialer Bindekräfte und zur Umwandlung feindseliger Regungen in Solidarität und Interesse verzehrt werden". (S. 254). Für Heindl (2013) sind sie Quelle von Lust und zugleich Leid: sie fördern Gemeinschaften, sind aber auch Zeichen von Macht oder Hass. (ohne Seitenangabe; Rückert-John, John & Niessen, 2011, S. 43). Für Schüßler (2010) haben „Essen und Trinken eine kommunikative und emotionale Bedeutung" (S. 679); für Meyer (2021) sind Mahlzeiten „stark symbolisch aufgeladen, sozial determiniert und determinierend." (S. 47).

Nach Heindl, & Plinz-Wittdorf (2012) ist an dem Zusammenspiel von Esskultur, Kommunikation und Küche zu erkennen, „wie sich der geistig, kulturell und politisch angelegte Wandel einer Gesellschaft vollzieht". (S. 8). Für Spiekermann (2003) ist Essen ein sozialer Akt, „durch den Gemeinsamkeit immer wieder neu hergestellt werden kann und wird". (S. 53-54).

Der Mensch teilt sich dem Gegenüber über Sprache und Nonverbalität mit. Dies lässt sich auch auf das Thema „Essen" und „Ernährung" übertragen: es wird über das Verhalten, den Akt des Essens und das Nahrungsmittel selbst kommuniziert. (Plinz, 2017, S. 94). In ihrer Studie entdeckte Plinz (2018) zehn unterschiedliche Typen in Bezug auf ihr Essverhalten und die entsprechende kommunikative Bedeutung desselben: Macht, Liebe, Selbstorganisiertes Lernen, Versorgung, Verwöhnung, Anerkennung, Emotion, Verteidigung, Mainstream und Fürsorge. (S. 4).

Essen wurde oftmals als <u>Machtmittel</u> anderen Menschen gegenüber eingesetzt, um den eigenen Willen durchzusetzen, den eigenen Wissensvorsprung oder Hierarchien aufzuzeigen. (Plinz, 2018, S. 226). Plinz (2018) nennt als Beispiel eine 38-jährige Frau, deren Vater bestimmt hat, was und wieviel sie essen durfte. Gegessen wurde vorwiegend deftig, fettig und mit zerkochtem Gemüse. Sie selbst meidet heute fettreiches Essen. Ihrem Vater serviert sie bei Grillabenden mageres Fleisch und Salate. Zum einen, um ihm fettarmes und gesundes Essen schmackhaft zu machen, zum anderen um „ihm gegenüber ihre Macht zu demonstrieren, ohne das verbal zu kommunizieren". (Plinz, 2018, S. 162-167).

Aus <u>Liebe</u> können Essmuster, Gefühle und Emotionen von geliebten Personen kopiert werden, um sich und die geliebte Person - für einen Moment oder dauerhaft - als Einheit zu erleben. Plinz nennt als Beispiel einen 41jährigen Mann, der seiner Mutter, wenn sie zu Besuch kommt, Salat serviert, weil er weiß, dass sie diesen mag und aus Rücksicht auf ihren Ehemann zuhause nicht serviert hat. Seiner Ehefrau kocht er ab und an ihre Lieblingsspeise. Als Grund nennt er „Liebe". (Plinz, 2018, S. 147; S. 226).

Ernährungsbildung kann über Familie, Schule und das soziale Umfeld erfolgen. Doch kann dies auch durch <u>selbstorganisiertes Lernen</u> erfolgen. Es werden Kompetenzen, wie die selbständige Auswahl und der Kauf von Lebensmitteln, Anbau von Nahrungsmitteln und die selbständige Zubereitung von Mahlzeiten erlangt. Die Entscheidungen werden im Wandel der Gesellschaft permanent neu überdacht; Handlungen werden angepasst. Dies ist unabhängig vom Bildungsniveau, setzt aber eigenständiges Lernvermögen und eigenständige Strukturierung voraus. (Plinz, 2018, S. 147; S. 226-227). Als Beispiel dient eine 49-jährige Frau aus einfachen Verhältnissen, die sich Wissen über Gartenbau aneignet, um ihr eigenes, chemiefreies Gemüse ernten zu können. (Plinz, 2018, S. 140-145).

Bei der <u>Versorgung</u> übernimmt eine Person - oft aus Zeitmangel - alleine die hauswirtschaftliche Organisation der Mahlzeitenzubereitung, verteilt die Speisen am Tisch selbst, bestimmt Essenszeiten, Lebensmittel, Mengen und was gesund ist. Versorgung geht über die „Bereitstellung, Verfügbarmachung und Zurverfügungstellung von Essen bzw. Lebensmitteln" nicht hinaus. (Plinz, 2018, S. 228). Kompetenzen der Nahrungszubereitung gehen für folgende Generationen verloren; Kinder werden immer weniger in die Nahrungszubereitung eingeschlossen (z.B. in Kitas und Schulen). (Plinz, 2018, S. 228). Plinz (2018) beschreibt einen 38-jährigen Mann, der von der Mutter zwar versorgt wurde, doch die Mahlzeiten meist alleine zu sich nehmen musste. Für seine Ehefrau tätigt er die Lebensmitteleinkäufe; sie bestimmt, was es zu essen gibt. (S. 151-156).

Verwöhnt werden können alle: die eigenen Kinder (aus Liebe und Stolz), Freunde (mit teuren Speisen) oder die Kinder der Freunde, weil man selbst keine Kinder hat. Gemeinsam ist der hohe Anspruch des Empfängers an die Umgebung bzw. den Sender mit geringer eigener Leistungsbereitschaft. Böswillig ist die Verwöhnung vom Sender nicht gemeint, doch zeugt sie von einem Übermaß an Aufmerksamkeit, ohne Grenzen zu setzen. Als Beispiel dient eine Mutter, die für jedes ihrer Kinder ein anderes Gericht kocht. (Plinz, 2018, S. 229; S. 360-363). Das Sprichwort „Es wird gegessen, was auf den Tisch kommt" ist ausgehebelt. (Plinz, 2018, S. 229). Plinz (2018) spricht von einer „Verinselung der Verköstigung", bei der jeder bekommt was er möchte, aber der Möglichkeit beraubt wird, neue Lebensmittel und Speisen auszuprobieren und das kulinarische Spektrum zu erweitern. (S. 229).

Soziale Anerkennung – ein menschliches Grundbedürfnis – ist für den Aufbau des eigenen Selbstwertgefühls unerlässlich. Über beispielsweise die strikte Einhaltung einer Diät und der damit verbunden Gewichtsreduktion bekommen wir die Anerkennung unserer Mitmenschen. Das Selbstwertgefühl mit dieser kurzfristigen und unzuverlässigen Anerkennung zu stärken ist wenig sinnvoll, denn mit dem Ausbleiben der Aufmerksamkeit verflüchtigt sich auch das damit verbundene gute Gefühl. Gestärkt werden kann das Selbstwertgefühl mit der Annahme von Komplimenten und dem Ablegen der Angst vor Ablehnung und Versagen. (Plinz, 2018, S. 134-140; S. 230).

Es besteht ein enger Zusammenhang von Emotionen – meist Traurigkeit oder Freude - und Essverhalten. So nehmen emotionale Esser in schwierigen emotionalen Situationen vorwiegend fettige und süße Nahrungsmittel zu sich oder Menschen mit Liebeskummer verschlägt es den Appetit. (Plinz, 2018, S. 183-189; S. 230-231) Auch Freude am Essen kann über das Essverhalten ausgedrückt werden. (Plinz, 2018, S. 204-208; S. 230-231).

Menschen können – als Mittel der Kommunikation – ihr Essverhalten verteidigen bzw. entschuldigen. So können gemeinsame Mittagessen mit den Kollegen als Ausrede genutzt werden, zu essen – man muss sich anschließen, um den Kontakt zu den Kollegen nicht zu verlieren. (S. 156-162: S. 231). Als Verteidigung können mangelnde Zeit genannt werden, die es unmöglich machen, gesund und frisch zu kochen. „Das

Auge isst mit" wird oftmals als Verteidigungsstrategie genutzt, wenn in Gesellschaft mehr gegessen wird als alleine zu Hause. (Plinz, 2018, S. 156-162; S. 196-200; S. 231). Letztendlich können auch Krankheiten das Essverhalten beeinflussen und als Verteidigungsstrategie, wie beispielsweise Fernbleiben von sozialen Aktivitäten, genutzt werden. (Plinz, 2018, S. 212-216; S. 231). Bei allen Verteidigungsstrategien stoßen ungünstige gesellschaftliche Einflüsse auf die gegebene Essbereitschaft des Individuums. (Plinz, 2018, S. 231).

Im Mainstream – als „„Mitschwimmen mit dem Strom"" passt sich der Mensch mit seinem Essverhalten an. (Plinz, 2018, S. 232). Als Beispiel kann der immer schneller werdende Lebensrhythmus genannt werden, der ein vermeintlich „schnelles Essen" fordert. (Plinz, 2018, S. 232). Plinz nennt mit einer 38-jährigen Probandin ein Beispiel der Anpassung an den Mainstream: die Probandin passt ihr Essverhalten ihren Freunden und ihrem sozialen Umfeld an, um dazuzugehören und Diskussionen, um ihr Essverhalten zu umgehen. Sie bestellt das Essen, das auch andere bestellen, um nicht aufzufallen. (Plinz, 2018, S. 162-167; S. 232).

Fürsorge (der Eltern) kann sich in (Familien-)Mahlzeiten zeigen: Zubereitung, Anrichten und Essen finden in entspannter Umgebung statt, geht weit über das reine Versorgen der Familie hinaus und ist nicht bevormundend. (Plinz, 2018, S. 232). Ein 44-jähriger Proband holt seine Tochter jeden Tag von der Schule ab, bringt sie nach Hause und nimmt mit ihr und seiner Frau die Mittagsmahlzeit ein. Für die Tochter erweist sich der Vater durch dies Verhalten als verlässlich, aufmerksam und fürsorglich. (Plinz, 2018, S. 179-183; S. 232).

Für Pahr-Hosbach (2020) können Lebensmittel einen „symbolischen Charakter besitzen und als Zeichen für Eigenschaften stehen". (S. 67). Das Müsli – vor Jahren noch mit Lustfeindlichkeit und Öko assoziiert – ist heute der Inbegriff einer gesunden und fitnessorientierten Ernährung. (Plinz, 2018, S. 67). Genannt werden auch erotische Zuschreibungen: mit dem Lied „Veronika der Lenz" und seiner Strophe „der Spargel wächst" wird die Beziehung von Essen und Erotik symbolisiert und dem Spargel eine aphrodisierende Wirkung zugeschrieben. (Pahr-Hosbach, 2020, S. 68). Lebensmittelbezeichnungen werden auch im übertragenen Sinne verwendet: so wird aus einer attraktiven Frau eine „Zuckerschnecke" oder aus einer vollendeten Entwicklung das „Sahnehäubchen". (Pahr-Hosbach, 2020, S. 67).

Obere soziale Schichten ernähren sich abwechslungsreicher - mit mehr Obst, Gemüse, Milchprodukten - und achten mehr auf ihre Gesundheit und ihr Gewicht, während ärmere Schichten mehr Zucker, Butter, Weißmehl- und Fleischprodukte zu sich nehmen und statistisch gesehen übergewichtiger sind - Gesundheit steht als Wert nicht an erster

15

Stelle der Werte- und Zielhierarchie. (Klotter, 2020, S. 24; Pietrowsky, 2006, S. 183; Schüßler, 2010, S. 684). Über Lebensmittelpräferenzen, Zubereitungsformen, Tischsitten, Mahlzeitenordnungen, Kochpraktiken, Formen der Gastfreundschaft oder der gesundheitlichen Bedeutung von Essen grenzen sich soziale Schichten einer Gesellschaft voneinander ab. (Brunner, 2011, S. 203-204; Klotter, 2020, S. 18; Schüßler, 2010, S. 684). Mit Bio, Vegetarismus, Schlanksein oder asiatischer Küche, kann der Status angemessen ausgewiesen werden. (Klotter, 2020, S. 18, S. 23). Für Diedrichsen (1990) sind der „Selbstdarstellung und dem sozialen Ansehen (…) kaum Grenzen gesetzt, so dass nicht nur das Nahrungsbedürfnis durch Exklusivität befriedigt wird". (S. 29).

Die Überflussgesellschaft, verantwortet von der Lebensmittelindustrie, bietet eine große Vielfalt an Lebensmittel und somit auch an Entscheidungsmöglichkeiten. (Klotter, 2016, S. 6). Dies bietet nach Klotter (2016) große Chancen – aber auch die Pflicht – zur Selbstverwirklichung. Er nennt den Vegetarismus und den Veganismus als „identitätsbildende Existenz der Lebensmittelindustrie". (S. 6). Für Köstlin (2006) ist essen immer auch „Ausdruck persönlicher Einstellungen des Lebensstils". (Köstlin, 2006, S. 15). Vegetarische oder streng ayurvedische Ernährungsformen sind nicht nur bloßes individuelles Verhalten, sondern Ausdruck körperbewusster Lebensstile und Felder sonstiger Vorlieben wie beispielsweise Wohnsituation, Musik und Vorlieben. (Klotter, 2020, S. 23-24; Köstlin, 2006, S. 15). „Glückselig macht nur das, was eine mehr oder weniger große Spur des Aufbegehrens enthält" und es „liegt in meiner Hand, wer ich bin." (Klotter, 2016, S. 10). Das strenge Befolgen einer Ernährungsvorschrift ermöglicht gleichzeitig den „Vorteil, Verantwortung abtreten zu können (…), eine klare Struktur, einen klaren Rahmen" und die Möglichkeit der Abgrenzung und Erhebung über andere. (Klotter, 2016, S. 16).

Fasten bzw. der zeitweilige Verzicht auf Essen und Trinken ist ein Trend und Lifestyle-Element, das Teil des Selbstkonzepts. (Frey, 2018, S. 148). Fasten kann somit eine Strategie der Selbstdarstellung, eine gewünschte Vorreiterfunktion oder der Versuch sein, sich nach den eigenen Wünschen zu präsentieren. In der Regel geht es um Selbstaufwertung und einem positiven Selbstbild mit Darstellung der (Zukunfts-)Visionen und Träume des eigenen Ichs. Beim religiösen Fasten stehen Gruppenzugehörigkeit und soziale Identität im Vordergrund. (Frey, 2018, S. 149). Über den freiwilligen Verzicht bzw. die Auswahl von bestimmten Lebensmitteln drückt sich der Mensch beim Essen aus. (Plinz, 2017, S. 93-94).

Während Brunner & Resch (2015) und Kathrein (2019) auf genetische Einflüsse hinweisen (S. 12; S. 47), sieht Klotter (2016) in den Essstörungen Anorexia nervosa und

Bulimia nervosa einerseits individuelles Leid und andererseits eine „Avantgarde-Bewegungen unserer Kultur" (S. 19). Werte und Schlankheitsnormen werden nach Brombach „„verinnerlicht" und drücken sich in der Gestaltung des Körpers aus." Menschen - vor allem Frauen - versuchen den Schönheitsidealen und Körpernormen der Gesellschaft zu entsprechen. (Brombach, 2011, S. 322-323; Klotter, 2015, S. S. 21). Während Anorexia nervosa die Überspitzung des Schlankheitsideals repräsentiert, zeigt die Bulimia nervosa die Kompetenz auf, „Impulsdurchbrüche, beim Essen hinter die Kulissen legen zu können" (Klotter, 2016, S. 19), um die „Haupttugend unserer Gesellschaft zu repräsentieren: die Selbstkontrolle." (Klotter, 2016, S. 19). Für Pudel (2003) werden persönliche Einstellungen auf das Essen projiziert und lassen dadurch Essstörungen und gesundheitliche Störungen entstehen. (S. 137). Für Brombach (2011) ist der Körper „Mittel zum Zweck, die soziale Identität zu präsentieren, er wird dadurch zu einem sozialen Medium, einem öffentlichen und entpersonifizierten Raum" (S. 323). „Dieser Körper gehört nicht mehr nur dem Ego allein, sondern wird von den Anderen wahrgenommen als körperliche Ausdrucksform einer Vorstellung von Schönheit und „sozialer" Identität". (Brombach, 2011, S. 323).

4.2   Essen als nonverbale Kommunikation in den Medien und der Werbung

Mit Beendigung des Zweiten Weltkrieges wurde „das Problem des Hungers beseitigt". (Rückert-John, John & Niessen, 2011, S. 42). Gleichzeitig nahmen Nahrungsmittelvielfalt, die Technisierung der Privathaushalte und die außerhäuslichen Verzehrmöglichkeiten ab den 1960er/1970er Jahren stark zu; der demographische Wandel setzte ein; die häuslichen Strukturen veränderten sich. (Rückert-John, John & Niessen, 2011, S. 42).

Die Werbeindustrie der Nachkriegsjahre setzte auf die Sättigungsfunktion der Lebensmittel und den günstigen Preis. (Wegmann, 2020, S. 209). In der Wirtschaftswunderzeit veränderten sich die Verbrauchermotive hin zu Konsum als Lebensgefühl und Lebensstil; Mittel der sozialen Akzeptanz; Genuss und Geschmackserlebnis. Weiterführend bedeutsam wurden das Bedürfnis nach Selbstinszenierung in der Werbung. Gesundheit und ethische Verantwortung ergänzen ab den 2000er Jahren die Verbrauchermotive. (Wegmann, 2020, S. 210). Nach Wegmann (2020) ähnelt die Abfolge der Verbrauchermotive der Maslow'schen Bedürfnispyramide (Physiologische Bedürfnisse, Sicherheitsbedürfnisse, Zugehörigkeitsbedürfnis, Anerkennung und Wertschätzung, Selbstverwirklichung), bei der davon ausgegangen wird, dass höhere Bedürfnisse erst dann wichtig werden, wenn untere Bedürfnisse befriedigt sind. (Wegmann, 2020, S. 211).

Mit der Absatzwerbung als klassischer Form der Produktkommunikation wird ein Produkt gezeigt und positiv dargestellt, um den Absatz des Produkts zu steigern. Wichtig dabei ist die Festlegung von vier Aspekten, die bereits im Produktkonzept enthalten sind und in der Werbung genauer definiert werden: Target-Kommunikationsziel (langfristig gültiges Kommunikationsziel); Consumer Benefet (intellektueller, körperlicher, emotionaler oder sozialer Nutzen des Produkts für den Verbraucher); Reason-Why-Begründung (Grund, warum der Nutzen wahr und glaubwürdig ist) und Tonalität (Stimmung, Grundton, Stil). (Wegmann, 2020, S. 211-121). Die Schokoladen Milka, Merci, Ritter Sport, Kinderschokolade und Lindt stellen Schokolade her. Alle haben den gleichen Benefet definiert. Doch stellt sich der Reason Why bei allen Marken anders dar: Milka: „Die zarteste Versuchung, seit es Schokolade gibt" als zarter Geschmack; Merci: „Ein Danke für jeden Geschmack" als perfektes Geschenk; Ritter Sport: „Für alle Geschmäcker die richtigen Zutaten" mit hochwertigen und vielfältigen Zutaten; Kinderschokolade „Einzigartiger Milchgeschmack" mit der Zutat Milch. (Wegmann, 2020, S. 214).

Unterschiedliche Gestaltungstechniken ermöglichen es, unterschiedliche Werbebotschaften zu vermitteln: Slice-of-Life-Werbung zeigt das Produkt in Geschichten aus dem wahren Leben wie beispielsweise bei den Ferrero-Küsschen-Freunden und der Knorr- oder Miracoli-Familie. In Szene gesetzt werden harmonische (Familien-)Treffen beim gemeinsamen Kochen, Essen und Beisammensein. Mit dem Konsum des Produkts sollen soziale Anerkennung, Zuwendung, Liebe, Fürsorge, ein gutes Gewissen und eine gute Versorgung erreicht werden. (Klotter, 2015, S. 31; Wegmann, 2020, S. 214).

Im Unterhaltungsfernsehen bieten Café, Kneipen, Restaurants, Einkaufsläden, Märkte und Frühstückstische eine Kulisse für Ernährungsaktivitäten wie Essen, Trinken, Einkaufen oder Kochen. (Lücke, 2007, S. 28). In Studien wurde festgestellt, dass die wissenschaftlich anerkannte Ernährungspyramide (hoher Verzehr von Obst und Gemüse, seltener Verzehr von Süßigkeiten und Fetten) in Spielfilmen in umgekehrter Form dargestellt wird: Süßes und Fettes ist am häufigsten zu sehen; Gemüse und Obst hingegen kaum. Trotz der ungünstigen Ernährungsweise sind die Darstellenden schlank (Lücke, 2007, S. 28-29), denn Schlankheit steht für eine „gesunde Lebensführung und die Entscheidung für die richtige Ernährung". (Klotter, 2015, S. 31). Die Nichteinhaltung wird in unserer Gesellschaft moralisiert und stigmatisiert. (Klotter, 2015, S. 31).

In Kochsendungen steht nicht die Kochkompetenz im Vordergrund, sondern der Kommunikationsgehalt. (Heindl, & Plinz-Wittdorf, 2012, S. 12-13). Würde man die

Anzahl der Kochsendungen und die Rezeptvorschläge in den Medien zum Maßstab nehmen, dürfte man davon ausgehen, „dass in deutschen Küchen ständig, immer mehr und immer feiner gekocht wird". (Köstlin, 2006, S. 11). Für Köstlin (2006) sind die Kochsendungen „kein Spiegel der Realität, aber sie verändern die Wirklichkeit – als Wahrnehmung und dann endlich als Realität. Wir ändern unsere Haltung gegenüber der Nahrung beständig. Essen wird zum Ausdruck der Person." (S. 11).

Kinder sind neugierig und probieren gerne neue Lebensmittel, wenn sie in den Medien (Fernsehen, Internet, Zeitschriften, Plakate, im Supermarkt, usw.) beworben werden. (Ellrott, 2009, S. 82). Die Medien machen sich dies zu Nutze und bewerben neue Fast-Food-Produkte - jedoch stellen sie die dargebotenen Produkte nicht als gesunde oder empfehlenswerte Ernährungsform dar. (Diehl, 2005, S. 45). Diehl (2005) kann in Studien keinen Zusammenhang von Fast-Food-Werbung und der starken Ausbreitung von Übergewicht bei Kindern und Jugendlichen feststellen. (S. 46). Bögenhold & Naz (2024) postulieren, dass die Medienwerbung „bestehende Werte verstärken und in bestimmten Fällen auch neue Werte und Bedürfnisse schaffen" kann, doch sind die Verbraucher „nicht einfach leicht zu manipulieren und irrational; es gibt auch rationale, rechnende und effiziente Verbraucher, die sich ihrer Ziele und Wünsche bewusst sind." (S. 57).

Dem Bild mit beispielsweise Farbwahl und Blickfang kommt in der Werbekommunikation durch sein hohes Wirkungspotential eine besondere Bedeutung zu: Bilder werden schnell verarbeitet, prägen sich im Gegensatz zu Texten leichter ein, werden besser erinnert und rufen emotionale Assoziationen hervor. (Mayrhofer, Binder, & Matthes, 2019, S. 221).

Raffaello ist eine Süßigkeit aus dem Hause Ferrero und wird beworben mit den Worten: „Raffaello ist die einzigartige Komposition von sorgfältig ausgewählten Zutaten: weiße Mandeln, exotische Kokosnüsse und eine feine zart-schmelzende Creme". (Raffaello, 2024). Die Werbung für Raffaello ist eine typische Lifestyle-Werbung, die das Produkt nicht in einer Alltagssituation zeigt, „sondern als Teil eines vorbildhaften, erstrebenswerten Lebensstils, der nicht der eigenen aktuellen Situation entspricht und ein gehobenes Ambiente repräsentiert". (Wegmann, 2020, S. 217).

[Die Abbildung ist aus urheberrechtlichen Gründen nicht im Lieferumfang enthalten.]

Abb. 2: Raffaello: Lifestyle-Werbung im gehobenen Ambiente. (Raffaello, 2024).

Gesetzt wird auf Stimmungsbilder, die angenehme Emotionen hervorrufen und das Produkt mit einem positiven Eindruck verbinden. (Wegmann, 2020, S. 218). Raffaello wird im Umfeld von einsamen Südseestränden und einer Freundesgruppe dargestellt. (Wegmann, 2020, S. 217). Angesprochen werden Prestige, Statuswerte, Erfolg und soziale Anerkennung. (Wegmann, 2020, S. 217). Die Traumkulisse überhöht in eine phantasievolle Übertreibung und visualisiert die Idee der persönlichen Auszeit und der Freundschaft. (Wegmann, 2020, S. 217).

[Die Abbildung ist aus urheberrechtlichen Gründen nicht im Lieferumfang enthalten.]

Abb.3: Raffaello: Südseestrand und Freundesgruppe. (Raffaello, 2024).

Landwirtschaftliche Produkte werden in der Werbung vorwiegend in einem natürlichen, handwerklichen Umfeld präsentiert, wie beispielsweise einer natürlichen Landschaft (Tiere auf der Weide, Bauernhöfe, Landwirte) oder als Einblick in die Produktionsbedingungen. Vermittelt werden sollen Sicherheit, Vertrauen, regionale Authentizität, Natürlichkeit und überlegenem Geschmack. (Wegmann, 2020, S. 221).

4.3   Nonverbale Kommunikation beim „Essen außer Haus"

Unter „Essen außer Haus" werden Esshandlungen verstanden, die außerhalb der eigenen Wohnung vorgenommen werden und bei denen nichts von zuhause mitgebracht wurde. Bereits 2011 wurden rund 28 % aller Lebensmittelausgaben für „Essen außer Haus" getätigt – Tendenz steigend. (Rückert-John, John & Niessen, 2011, S. 44). Das „Essen außer Haus" gliedert sich in „Individualverpflegung" wie Restaurants oder Imbisse und in „Gemeinschaftsverpflegung" wie Kantinen, Altenheimen oder Krankenhäusern. (Rückert-John, John & Niessen, 2011, S. 44). Der Trend „Essen außer Haus" beschreibt, „dass in urbanen Zentren der westlichen Welt nahezu rund um die Uhr außer Haus gegessen werden kann". (Rückert-John, John & Niessen, 2011, S. 41). Somit sind „räumliche und zeitliche Restriktionen des Essens außer Kraft gesetzt". (Rückert-John, John & Niessen, 2011, S. 41). Die Auswahl der Nahrungsmittel hat sich durch die Mobilität der Gesellschaft verändert und ist immer mehr situationsabhängig und nicht mehr eine konstante Verhaltensweise. (Pudel, 2003, S. 137). Nach Pudel (2003) wandelt sich der Satz „Der Mensch ist, was er isst" in den Satz „Der Mensch isst das, wo er gerade ist". (Pudel, 2003, S. 137).

In diesem Kapitel wird auf Fast-Food-Restaurants und Sushibars als zwei Möglichkeiten des „Essen außer Haus" eingegangen.

Fastfood-Restaurants ermöglichen den Menschen seit den 1970er Jahren aus der häuslichen Tischgemeinschaft, die von zeitgenauen Vorgaben der Mahlzeiten und elterlich dominierter kommunikativer Strenge geprägt war, auszubrechen (Heindl, & Plinz-Wittdorf, 2012, S. 13): „Festgefügte Selbstverständlichkeiten sind umstösslich geworden". (Köstlin, 2006, S. 9-10). Nach Heindl, & Plinz-Wittdorf (2012) muss nicht nur über die Nahrungsqualität von Fast Food und ihre gesundheitliche Wirkung auf Menschen nachgedacht werden, sondern auch auf die veränderte Kommunikation dieser Essweise, wie Essen ohne Teller, Glas und Besteck – direkt aus der Hand und weit nach vorne gebeugt mit gleichzeitigem Reden und Essen mit weitaufgerissenem Mund. (S. 13). Wolf (2012) hält fest, dass das Ernährungsverhalten des Fast Food bestimmten Wertehaltungen zugewiesen werden kann: das Essen ist beispielsweise schnell verfügbar, doch wird beim Verzehr oftmals Hektik verspürt; die Auswahl ist groß, der Wert der Gesundheit gering. (S. 243).

Sushibars mit ihrem „Charme des Exotischen" (Spiekermann, 2003, S. 73) sind seit Ende der 1990er Jahr im Trend und in vielen Großstädten zu finden. Sushi, als Kombination von Reis, fettarmem Fisch und Gewürzen, gilt als gesunde und leicht bekömmliche Kost, die auch Ernährungsexperten begeistert. (Spiekermann, 2003, S. 73). Das Essen wird von ausgebildeten Sushi-Fachleuten zubereitet, auf kleine Tellerchen gestapelt und auf ein Fließband gesetzt, das an den Gästen vorbeifährt. Die Schaulust wird befriedigt und genommen werden kann, was optisch anspricht und auf was man Appetit hat. Gegessen wird das Sushi sofort; das Nutzen von Essstäbchen macht mit neuen Tischsitten vertraut. Bezahlt wird die Mahlzeit beim Verlassen des Restaurants an der Kasse. (Spiekermann, 2003, S. 74-75). Trotz sorgfältiger Zubereitung und schmackhaftem Essen liegt die Verweildauer in einer Sushibar in Japan bei nur ca. 7 Minuten. Das Essumfeld unterstützt die kurze Verweildauer durch bewusst schmal gehaltene Stühle. (Spiekermann, 2003, S. 75). Spiekermann (2003) zitiert den japanischen Philosophen Tadashi Ogawa, der Sushi mehr „als Kauf von Zeit als den Kauf von Essen" versteht. (S. 75). „Es sei Ausdruck eines Lebensstils, der vom Einverleiben des aller Kontexte beraubten Endproduktes gekennzeichnet ist. Wesentlich ist jedenfalls die unmittelbare Verbindung der Art der Speisenzubereitung und Speisendarbietung mit den zentralen Werten unseres Arbeitslebens. Sushi ist Kult und Erlebnis, nicht unbedingt Kultur und Leben." (Spiekermann, 2003, S. 75).

4.4 Nonverbale Kommunikation in der Ernährungsberatung

Ernährung ist ein wichtiges Thema unserer Gesellschaft und wichtiges Schlüsselthema von Politik, Recht und Wirtschaft wie beispielsweise die erweiterte Nährwertkennzeichnung (Nutri-Score), Mangel- und Überernährung, Arbeitsbedingungen oder Qualitätssicherung. Es hat sich ein spezifisches Vokabular mit Interpretationsmuster, Akteure und Formate herausgebildet. Die Ernährung wird darüber definiert aber auch komplexer. (Godemann & Bartelmeß, 2021, S. 13; S. 16).

Menschen unterscheiden beispielsweise „Essen" von „Ernährung". (Heindl, & Plinz-Wittdorf, 2012, S. 9). Während „Ernährung" mit kognitiven und gesundheitsorientierten Aspekten assoziiert wird, ist „Essen" für Menschen praktisches Handeln, ein emotionaler Prozess und Genuss. (Brombach, 2011, S. 319-320; Heindl, 2013; Tomaschek-Habrina, 2018, S. 18). Die Einhaltung von Nährwerttabellen steht nicht im Vordergrund, wenn Menschen beispielsweise unter Stress sind. Es werden wider besseren Wissens Nahrungsmittel konsumiert, die gesundheitsschädlich sind. (Heindl, 2013; Kalkhoff, 2006, S. 63; Tomaschek-Habrina, 2018, S. 18).

In der Ernährungsberatung müssen konkrete Inhalte, Fachwissen und Informationen für Laien verständlich erklärt werden. (Godemann & Bartelmeß, 2021, S. 16; Lückerath & Müller, 2014, S. 80). Ernährungsaufklärung möchte – in der Regel auf Basis der Deutschen Gesellschaft für Ernährung – eine bedarfsgerechte, gesunde und vollwertige Mischkost vermitteln, die alle Makronährstoffe wie Fett, Eiweiß, Kohlenhydrate, essentiellen Nährstoffe und Aminosäuren abdeckt, den Stoffwechsel und das Immunsystem versorgt und dem Körper ausreichend Energie zur Verfügung stellt, damit dieser (auch in Krisensituationen wie Krankheit) optimal funktionieren kann. (Benze, 2021, S. 157; Biesalski & Graf, 2018, S. 20-21; Pudel, 2003, S. 125; Tomaschek-Habrina, 2018, S. 18).

Ziel ist es, „bei Klienten Lernprozesse in Gang zu setzen, durch die ihre Selbsthilfebereitschaft, Selbststeuerung und Handlungskompetenz im Ernährungsverhalten verbessert wird." (Diedrichsen, 1990, S. 45). Zudem sollen ernährungsbedingte Krankheiten verhindert und Entwicklungs- und Lebensbedingungen für eine gesunde Persönlichkeitsentwicklung geschaffen werden. (Diedrichsen, 1990, S. 43). Für Heindl & Plinz-Wittdorf (2012) sollten Erkenntnisse über soziokulturelle Bedeutungen des Kulinarischen in die Präventions- und Therapiemodelle mit einfließen. (S. 9).

Was gegessen und getrunken wird, wird von persönlichen Vorlieben, Emotionen, Kultur und Traditionen bestimmt. Dies bedingt, „dass wir trotz besseren Ernährungswissen unbelehrbar bleiben und essen was uns schmeckt – Gesundes sowie Ungesundes". (Passler, 2009, S. 26). Welche Nahrungsmittel als (un-)genießbar eingestuft werden oder welche Vorlieben und Abneigungen vorliegen, markiert die Zugehörigkeit zu einem Kulturkreis bzw. zu einer Gruppe. (Meyer, 2021, S. 51). Wird auf tradierten Ernährungsformen beharrt, kann es nur teilweise zu einem erfolgreichen Prozess des Umdenkens kommen. (Diedrichsen, 1990, S. 26).

Im Beratungsgespräch sind Berater und Klient sowohl Sender als auch Empfänger von inhaltlichen und persönlichen Informationen, die über Kommunikationskanäle übertragen werden. (Diedrichsen, 1990, S. 46). Ist die Kommunikation gestört, führt ein großer Teil der Maßnahmen in der Ernährungsberatung nicht zum Erfolg. (Diedrichsen, 1990, S. 45). (s. Tab. 4).

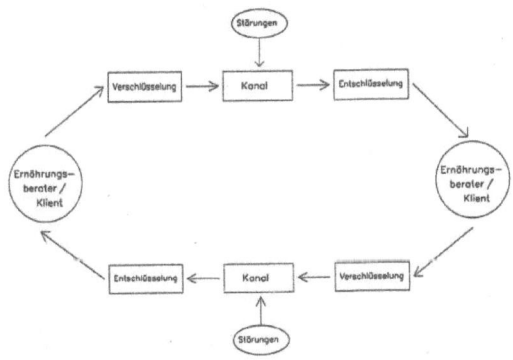

Abb. 4: Modell der Kommunikation zwischen Ernährungsberater und Klient. (Diedrichsen, 1990, S. 46).

Um die zum Teil komplizierten Funktionszusammenhänge der Ernährung darzustellen, bedarf es einer hohen Anforderung an die Sprache. Die Aufgabe der Ernährungsberatung ist es, eine Sprache zu benutzen, die an den Klienten angepasst und von ihm verstanden wird: Konkret, Knapp, Einfach, Erklärend, Fremdwortfrei,

Gegliedert, Interessant, Persönlich. (Diedrichsen, 1990, S. 47; Pudel & Westenhöfer, 2003, S. 19). Wesentliche Werkzeuge der verbalen Kommunikation sind das gesprochene Wort, Tagebücher, Listen, Rechenprogramme. (Pudel & Westenhöfer, 2003, S. 19).

Die nonverbale Kommunikation wird in der Ernährungsberatung schneller wahrgenommen als das gesprochene Wort und drückt in der Regel die Persönlichkeit des Klienten aus. (Hoos-Leistner, 2020, S. 63-64). Für Hoos-Leistner (2020) ist das Erkennen von Emotionen, in beispielsweise der Mimik oder eine veränderte Atmung, für die Ernährungsberatung unerlässlich. (Hoos-Leistner, 2020, S. 64). Über die Körpersprache, die Körperhaltung oder den Blickkontakt können sich die innere Verfassung, die Kontaktbereitschaft, das Interesse oder die Aufmerksamkeit des Klienten zeigen. (Lückerath & Müller, 2014, S. 82).

Sind verbale und nonverbale Kommunikation in der Beratung nicht kongruent, kann es zu Missverständnissen oder Kränkungen kommen. (Lückerath & Müller, 2014, S. 82). Inkongruente Situationen können helfen, Missverständnisse und Irritationen zu verstehen, indem Emotionen in Worte gefasst und für andere Menschen nachvollziehbar zum Ausdruck gebracht werden. (Willemse & Ameln, 2018, S. 102). Für Willemse & Ameln (2018) ist dies eine der zentralen Aufgabenstellungen in der Beratung. (S. 102).

Ernährungsberater müssen darauf achten, selbst kongruent zu kommunizieren und sowohl verbale als auch nonverbale Kommunikation bei ihrer Arbeit einzusetzen. (Willemse & Ameln, 2018, S. 102). Dazu bedarf es ein hohes Maß an Selbstreflexion und die Bereitschaft, aus Fehlern zu lernen. (Lückerath & Müller, 2014, S. 82).

5 Zusammenfassung, Diskussion und Ausblick

Menschen kommunizieren sowohl verbal als auch nonverbal. Die Regeln und Sprachmuster dazu werden im Laufe des Lebens erlernt. (Plinz, 2017, S. 94). Übertragen lässt sich dies auf das „Essen und Trinken" bzw. das Essverhalten von Menschen. (Heindl, & Plinz-Wittdorf, 2012, S. 9; Plinz, 2017, S. 94). Für Pudel (2003) zeigt sich dies beispielswiese in der Umgangssprache wie „Liebe geht durch den Magen", „Das Salz in der Suppe" oder „eine bittere Pille schlucken müssen". (S. 121).

Es ist schwierig, das Ernährungsverhalten zu erfassen: einerseits ist Essen eine biologische Notwendigkeit, „die unabdingbar, unteilbar, notwendig und nicht sozial ist". (Brombach, 2011, S. 319). Andererseits ist Essen eine „sozial vermittelte Handlung"

(Brombach, 2011, S. 319), die in der Familie erlernt wird und „ihrerseits eingebettet ist in einen gesellschaftlichen, zeitlichen, kulturellen Kontext". (Brombach, 2011, S. 319). Die kulturelle Identität des Menschen ist elementar wichtig, um das Überleben in der Gesellschaft (Rudel) zu sichern.

Doch können sich Menschen über ihr Essverhalten von Anderen und anderen sozialen Lebenslagen auch abgrenzen. (Klotter, 2016, S. 1). Durch Globalisierung und Digitalisierung kommt es zu einer immer weiteren Differenzierung und Ausweitung des Nahrungsangebots mit immer größeren Möglichkeiten, sich über das eigene Ess- und Trinkverhalten selbst und in einer virtuellen Gemeinschaft darzustellen. (Meyer, 2021, S. 56-57). Angebote an „Alternativ-Esser" wie Veganer oder essgestörte Personen dienen nach Klotter (2016) dazu, „die Identität einer Kultur aufrechtzuerhalten". (S. 27). An der Trias von Esskultur, Kommunikation und Küche ist erkennbar, „wie sich der geistig, kulturell und politisch angelegte Wandel einer Gesellschaft vollzieht". (Heindl & Plinz-Wittdorf, 2012, S. 8).

Die Kulinaristik unterscheidet „Essen" von „Ernährung". „Essen" ist ein sinnlicher Vorgang, der über die reine Kalorienaufnahme hinaus geht, situationsabhängig ist und eine soziale bzw. kulturelle Dimension hat. „Ernährung" beschäftigt sich mit Empfehlungen und Botschaften von Expertinnen und Experten. (Heindl & Plinz-Wittdorf, 2012, S. 9; Plinz, 2017, S. 93). In unserer Überflussgesellschaft herrscht eine große Verunsicherung bezüglich der Nahrungswahl. (Heindl & Plinz-Wittdorf, 2012, S. 8-9). Handlungsstrategien gegen „Zivilisationskrankheiten" gibt es wenig. In der Prävention und Therapie fließen Erkenntnisse „über das soziokulturelle Phänomen des Kulinarischen" kaum mit ein. (Heindl & Plinz-Wittdorf, 2012, S. 9).

In der Ernährungsberatung müssen konkrete Inhalte, Fachwissen und Informationen für Laien verständlich erklärt werden. (Brombach, 2011, S. 324; Godemann & Bartelmeß, 2021, S. 16; Lückerath & Müller, 2014, S. 80). Nur mit einer bewussten Kommunikation können Lern- und Veränderungsprozesse in der Ernährungsberatung gelingen. (Lückerath & Müller, 2014, S. 80).

Die Werbeindustrie macht sich die nonverbale Kommunikation zu Nutze. Verbrauchermotive wie beispielsweise Lebensgefühl, soziale Akzeptanz, Gesundheit oder ethische Verantwortung werden in der Werbung dargestellt, um den Absatz des Produkts zu steigern. (Wegmann, 2020, S. 210). So wird beispielsweise mit Bildern von Familientreffen, Beisammensein und sozialer Anerkennung ein Produkt in Szene gesetzt, das nonverbal Liebe, Zuwendung und Fürsorge verspricht. (Klotter, 2015, S. 31; Wegmann, 2020, S. 214). Mit dem „Essen außer Haus sind „räumliche und zeitliche Restriktionen des Essens außer Kraft gesetzt". (Rückert-John, John & Niessen, 2011, S.

41). Die Verbindung von Essen und dem zubereiteten Nahrungsmittel ist außer Kraft gesetzt. Das Essen wird zum Kult. (Spiekermann, 2003, S. 75).

Das „Idyll einer friedlichen Familienmahlzeit" ist für Klotter (2015) nicht, wie oft dargestellt, ein Bild der Eintracht und Harmonie, sondern der ewige „Krieg um und mit dem Essen". (Klotter, 2015, S. S. 128). Für Klotter (2015) sind die strengen Essensvorschriften und Gewichtsnormen unserer Gesellschaft einerseits der Gegenpol zur offenen demokratischen Gesellschaft: sie sind Halt gebend, bieten Orientierung, schaffen Sinn und „verorten jeden in einer Verteilung von Normerfüllung und quantifizierbarer Abweichung". (S. 9). Das Individuum ist rein vom Bösen, indem es negative Selbstanteile wie Naschen oder die Vorliebe für fettes und deftiges Essen auslagert und beispielsweise die Lebensmittelindustrie dafür verantwortlich macht oder einzelne Lebensmittel verteufelt. Wird diese Spaltung aufgehoben, ist eine Veränderung des Ernährungsverhaltens möglich. (Klotter, 2015, S. S. 11). Andererseits „bomben wir uns" mit „streng normativ geregeltem Essenverhalten gleichsam in vormoderne Zeiten zurück, in denen es keine Wahlmöglichkeiten gab, in denen der Regent vorgab, welchen Glauben die Bevölkerung haben durfte".

(Klotter, 2015, S. 8). Unterstützt wird dies laut Klotter (2015) von den Ernährungsvorgaben der Deutschen Gesellschaft für Ernährung (DGE), postulieren sie doch die europäische Idee der kontrolliert-asketischen Lebensweise. (Klotter, 2015, S. S. 7).

Literaturverzeichnis

Benze, G. (2021). Ernährung – mehr als eine medizinische Frage. In *Forum* 2021/36. (S. 155-160). Abrufdatum: 22.02.2024. Verfügbar unter: https://doi.org/10.1007/s12312-021-00900-9.

Biesalski, H. K. & Graf, C. (2018) Ernährung und Bewegung. Berlin: Springer.

Boeger, A. & Lüdmann, M. (2022). Psychologie für die Gesundheitswissenschaften. Berlin: Springer.

Bögenhold, D. & Naz, F. (2024). Konsum und Lebensstile. Cham: Springer.

Brombach, C. (2011). Soziale Dimensionen des Ernährungsverhaltens. Ernährungs-Umschau. 6/2011, (S. 318–324). Abrufdatum: 22.02.2024. Verfügbar unter: https://digitalcollection.zhaw.ch/handle/11475/4498

Brombach, C., Haefeli, D., Bartsch, S. & Winkler, G. (2014). Ernährungsmuster im Verlauf von drei Generationen. IAKE-Mitteilungen, 21. (S. 12–22). Abrufdatum: 22.02.2024. Verfügbar unter: https://digitalcollection.zhaw.ch/bitstream/11475/2927/1/wild-21-brombach.pdf

Brunner, K.-M. (2011). Der Ernährungsalltag im Wandel und die Frage der Steuerung von Konsummustern. In Angelika Ploeger, Gunther Hirschfelder & Gesa Schönberger (Hrsg.) *Die Zukunft auf dem Tisch.* (1. Aufl.). (S. 203-220). Wiesbaden: Verlag für Sozialwissenschaften.

Brunner, R. & Resch, F. (2015). Diätverhalten und Körperbild im gesellschaftlichen Wandel. In Stephan Herpertz, Martina de Zwaan & Stephan Zipfel (Hrsg.) *Handbuch Essstörungen und Adipositas.* (2. Aufl.). (S. 9-14). Berlin: Springer.

Diedrichsen, I. (1990). Ernährungspsychologie. Berlin: Springer.

Ellrott, T. (2009). Einflussfaktoren auf die Entwicklung des Essverhaltens im Kindesalter. In *Oralprophylaxe & Kinderzahnheilkunde* 31 (2009) 2. (S. 78-85). Köln: Deutscher Ärzte-Verlag.

Frey, D. (Hrsg.). (2018). Psychologie der Rituale und Bräuche: Springer, Berlin, Heidelberg.

Gätjen, E. (2013) Ernährungserziehung. In *UGB-Forum* 2/13. (S. 89-92). Zugriff am 22.02.2024. Verfügbar unter: https://www.ugb.de/kinder-gesund-ernaehren/ernaehrungserziehung-kinder-brauchen-vorbilder/

Godemann, J. & Bartelmeß, T. (2021). Einleitung. In Jasmin Godemann & Tina Bartelmeß *Ernährungskommunikation*. (S. 15-26). Wiesbaden: Springer Fachmedien.

Heindl, I. & Plinz-Wittdorf, C. (2012). Essen ist reden mit anderen Mitteln – Esskultur, Kommunikation, Küche. In *Ernährungs-Umschau International*. 1/2013. (S. 8-15).

Heindl, I. (2013). Ernährungsethik, Essen und Kommunikation. In *Welt am Sonntag*. 05.03.2013. Abrufdatum 02.04.2024. Verfügbar unter: www.praefaktisch.de/ethik-der-ernaehrung/ernaehrungsethik-essen-und-kommunikation/

Hoos-Leistner, H. (2020). Kommunikation im Gesundheitswesen. Berlin: Springer.

John, R. & Rückert-John, J. & Niessen, J. (2011). Nachhaltige Ernährung außer Haus – der Essalltag von morgen. In Angelika Ploeger, Gunther Hirschfelder & Gesa Schönberger (Hrsg.) *Die Zukunft auf dem Tisch*. (1. Aufl.). (S. 41-56). Wiesbaden: Verlag für Sozialwissenschaften.

Kalkhoff, V. (2006). Frische – ein kulinarisches Leitkonzept der Moderne. In Ruth-E. Mohrmann *Essen und Trinken in der Moderne*. (S. 63-83). Münster: Waxmann Verlag.

Kathrein, A. (2019). Überwindung der Essstörung als Weg ins Gleichgewicht. Wiesbaden: Springer.

Klotter, C. (2015). Fragmente einer Sprache des Essens. Wiesbaden: Springer.

Klotter, C. (2016) Identitätsbildung über Essen. Wiesbaden: Springer.

Klotter, C. (2020). Einführung in die Ernährungspsychologie (4. Aufl.). München: Ernst Reinhardt Verlag.

Köstlin, K. (2006). Modern essen. Alltag, Abenteuer, Bekenntnis. In Ruth-E. Mohrmann *Essen und Trinken in der Moderne*. (S. 9-22). Münster: Waxmann Verlag.

Lücke, S. (2007). Ernährung im Fernsehen. Wiesbaden: VS Verlag für Sozialwissenschaften.

Lückerath, E. & Müller, S.D. (2014). Diätetik und Ernährungsberatung. (5. Aufl.). Stuttgart: Karl F. Haug Verlag.

Mayrhofer, M., Binder, A. & Matthes, J. (2019). Werbebilder in der Kommunikationsforschung. In Katharina Lobinger (Hrsg.) *Handbuch Visuelle Kommunikationsforschung*. (S. 205-226). Wiesbaden: Springer.

Meyer, A.-R. (2021). Ernährung als soziales Phänomen. In Jasmin Godemann & Tina Bartelmeß *Ernährungskommunikation*. (S. 47-60). Wiesbaden: Springer.

Mörixbauer, A., Gruber, M. & Derndorfer, E. (2019). Handbuch Ernährungskommunikation. Berlin: Springer Spektrum.

Munsch, Simone (2011). Das Leben verschlingen? (2. Aufl.). Weinheim: Beltz.

Pahr-Hosbach, S. (2022). Ernährungspsychologie in der Praxis. (1. Aufl.). Riedlingen: SRH Fernhochschule The Mobile University.

Passler, D. (2009). VEÖ-Jahrestagung: Wenn der Bauch beim Essen denkt. In *Journal für Ernährungsmedizin*. 11(1). (S. 26-27).

Pietrowsky, R. (2006). Ernährung. In Babette Renneberg & Philipp Hammelstein (Hrsg.), *Gesundheitspsychologie*. (S. 173-194). Heidelberg: Springer.

Plinz, C. (2017). Kulinarische Diskurse als Indikatoren sich wandelnder Gesellschaften. In *Haushalt in Bildung & Forschung*. 6/3. (S. 91-107). Abrufdatum: 22.02.2024. Verfügbar unter: https://doi.org/10.3224/hibifo.v6i3.07.

Plinz, C. (2018). Essen ist Reden mit anderen Mitteln. Das Kulturthema Essen in seiner kommunikativen Bedeutung. Flensburg: Zentrale Hochschulbibliothek Flensburg.

Pudel, V. & Westenhöfer, J. (2003). Ernährungspsychologie. (3. Aufl.). Göttingen: Hogrefe.

Pudel, V. (2003). Psychologie des Essens. In Felix Escher & Claus Buddeberg (Hrsg.) *Essen und Trinken zwischen Ernährung, Kult und Kultur*. (S. 121-138). Zürich: vdf Hochschulverlag.

Rafaello (2024). Abrufdatum: 18.04.2024. Verfügbar unter: https://www.raffaello.de/

Röhner, J. & Schütz, A. (2020). Psychologie der Kommunikation. (3. Aufl.) Berlin: Springer.

Schüßler, G. (2010). Psychologie des Essens. In Maximilian Ledochowski. *Klinische Ernährungsmedizin*. (S. 679-688). Wien: Springer.

Spiekermann, U. (2003). Demokratisierung der guten Sitten? Essen als Kult und Gastro-Erlebnis. In Felix Escher & Claus Buddeberg (Hrsg.) *Essen und Trinken zwischen Ernährung, Kult und Kultur*. (S. 53-84). Zürich: vdf Hochschulverlag.

Tomaschek-Habrina, L. (2018) Ernährung und Essverhalten bei Erschöpfungsprozessen von Burnout-Betroffenen aus psychodramatischer Sicht. In *Zeitschrift für Psychodrama und Soziometrie*. 2018/17. (S. 17-32).

Watzlawick, P., Beavin, J. H. & Jackson, D. D. (2017). Menschliche Kommunikation. (13. Auf.). Bern: Verlag Hans Huber Hogrefe.

Wegmann, C. (2020). Lebensmittelmarketing. Wiesbaden: Springer.

Wilk, N. M. (2011). Snack Talk – Wie (funktionalisierte) Lebensmittel mit uns „reden". In Angelika Ploeger, Gunther Hirschfelder & Gesa Schönberger (Hrsg.) *Die Zukunft auf dem Tisch.* (1. Aufl.). (S. 253-268). Wiesbaden: Verlag für Sozialwissenschaften.

Willemse, J. & Ameln, F. von (2018). Man kann nicht nicht kommunizieren. In *Theorie und Praxis des systemischen Ansatzes* (S. 63–68). Springer, Berlin, Heidelberg.

Wolf, A. (2012). Das Ernährungsverhalten als Schauplatz latenter Werthaltungen. Abrufdatum: 22.03.2024. Verfügbar unter: https://opus.uni-hohenheim.de/volltexte/2013/835/pdf/Diss_Das_Ernaehrungsverhalten_als_Schauplatz_latener_Werthaltungen_Anne_Alice_Wolf.pdf